BEI GRIN MACHT SICH IHR WISSEN BEZAHLT

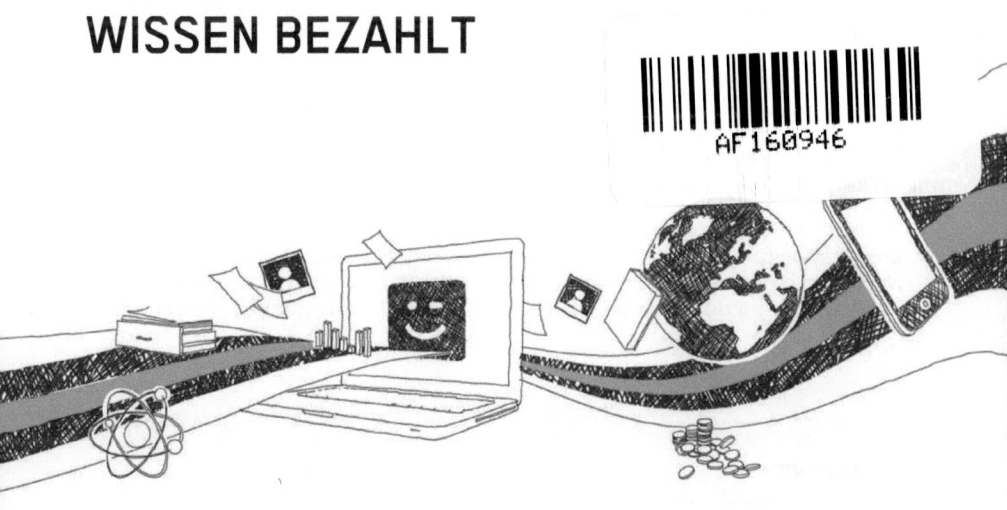

- Wir veröffentlichen Ihre Hausarbeit, Bachelor- und Masterarbeit

- Ihr eigenes eBook und Buch - weltweit in allen wichtigen Shops

- Verdienen Sie an jedem Verkauf

Jetzt bei www.GRIN.com hochladen und kostenlos publizieren

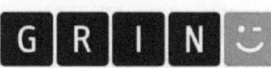

Bibliografische Information der Deutschen Nationalbibliothek:

Die Deutsche Bibliothek verzeichnet diese Publikation in der Deutschen Nationalbibliografie; detaillierte bibliografische Daten sind im Internet über http://dnb.d-nb.de/ abrufbar.

Dieses Werk sowie alle darin enthaltenen einzelnen Beiträge und Abbildungen sind urheberrechtlich geschützt. Jede Verwertung, die nicht ausdrücklich vom Urheberrechtsschutz zugelassen ist, bedarf der vorherigen Zustimmung des Verlages. Das gilt insbesondere für Vervielfältigungen, Bearbeitungen, Übersetzungen, Mikroverfilmungen, Auswertungen durch Datenbanken und für die Einspeicherung und Verarbeitung in elektronische Systeme. Alle Rechte, auch die des auszugsweisen Nachdrucks, der fotomechanischen Wiedergabe (einschließlich Mikrokopie) sowie der Auswertung durch Datenbanken oder ähnliche Einrichtungen, vorbehalten.

Impressum:

Copyright © 2018 GRIN Verlag
Druck und Bindung: Books on Demand GmbH, Norderstedt Germany
ISBN: 9783668869585

Dieses Buch bei GRIN:

https://www.grin.com/document/452744

Anna-Lena Herter

Der Clinical Reasoning Prozess am Patientenbeispiel einer evidenzbasierten manualtherapeutischen Untersuchung und Behandlung

GRIN Verlag

GRIN - Your knowledge has value

Der GRIN Verlag publiziert seit 1998 wissenschaftliche Arbeiten von Studenten, Hochschullehrern und anderen Akademikern als eBook und gedrucktes Buch. Die Verlagswebsite www.grin.com ist die ideale Plattform zur Veröffentlichung von Hausarbeiten, Abschlussarbeiten, wissenschaftlichen Aufsätzen, Dissertationen und Fachbüchern.

Besuchen Sie uns im Internet:

http://www.grin.com/

http://www.facebook.com/grincom

http://www.twitter.com/grin_com

Katholische Hochschule Mainz

Fachbereich Gesundheit & Pflege

Seminar Vertiefung professionellen Handelns in der Physiotherapie

Der Clinical Reasoning Prozess am Patientenbeispiel einer evidenzbasierten manualtherapeutischen Untersuchung und Behandlung

Anna-Lena Herter

B.Sc. Gesundheit & Pflege

Hochschulsemester: 4

Abgabedatum: 26. März 2018

Inhaltsverzeichnis

Einleitung 2

1. Patientenbeispiel 4

    1.1 Diagnostische Schlüsselwörter 4

    1.2 Konditionelle Schlüsselwörter 6

    1.3 Ergänzende Anamnese 7

    1.4 Hypothesenbildung 8

2. Manualtherapeutische Untersuchung und Behandlung 9

    2.1 Untersuchungsschritte und Begründung 9

    2.2 Anwendung standardisierter Assessments 11

    2.3 Durchführung der Therapie 12

3. Studienlage zu manualtherapeutischen Behandlungsstrategien 13

    3.1 „Orthopaedic manual therapy, McKenzie method or advice only for low back pain in working adults: a randomized controlled trial with one year follow-up." (Paatelma, Kilpikoski, Simonen, Heinonen, Alen & Videman, 2008). 13

    3.2 „Manual therapy with steroid injections in low-back pain. Improvement of quality of life in a controlled trial with four months' follow-up." (Blomberg, Svärdsudd, Tibblin & Scand, 1993) 14

Literaturverzeichnis 16

Einleitung

In einer Praxis erscheinen ein 31-jähriger Fußballer mit einem Bandscheibenvorfall in der Lendenwirbelsäule und eine 64-jährige Hobbygärtnerin mit einer Spinalkanalstenose. Die Krankheitsbilder haben ein ähnliches klinisches Bild und beide Patienten sind vor allem von den stetigen Schmerzen in den Beinen eingeschränkt. Also kann der Therapeut[1] sich in beiden Fällen auf ein und dieselbe Behandlungsstrategie verlassen, um beide Patienten in einen ähnlich schmerzfreien und belastbaren Zustand zu bringen. Oder?

Sicherlich ist es nach einem gewissen Maß an Berufserfahrung durchaus üblich, dass ein Therapeut ein gewisses Bild und eine gewisse Strategie in der Herangehensweise vor Augen hat, bevor er den Patienten überhaupt befundet hat (vgl. Lüdtke, 2006, 133). Dieser Bereich der Mustererkennung ist zwar grundsätzlich recht förderlich, jedoch nur, wenn der Behandler in der Lage ist, von seiner grundlegenden Theorie auch Abstand zu nehmen, wenn Realität und inneres Bild nicht deckungsgleich sind. An diesem Punkt der Optimierung setzt der Clinical Reasoning Prozess an. Es muss deutlich geklärt sein, welche Ziele der Patient für sein persönliches Wohl anstrebt und wie der Therapeut dies mit den eigenen übergeordneten Zielen in Einklang bringen kann. So wird eine Rentnerin, die sich auf den Beginn der Schrebergartensaison freut, andere Ziele verfolgen als ein Fußballer, der auf keinen Fall auf der Ersatzbank landen möchte. In beiden Behandlungsverläufen fordert der Prozess des Clinical Reasoning die stetige Wiederbefundung, um die gesetzten Ziele auf einem möglichst effizienten Weg zu erreichen. Einerseits dient dies dem Patienten, seine eigenen Behandlungsfortschritte besser zu erkennen und andererseits dem Behandler, um den therapeutischen Ansatz zu überdenken, falls diese Fortschritte sich nicht einstellen wollen (vgl. Hüter-Becker & Dölken, 2005, 3). Um die Erfolge oder eben Misserfolge zu reflektieren und zu dokumentieren, werden vermehrt Assessmentverfahren in den Prozess mit eingebunden. Assessments sind validierte, wissenschaftliche Messverfahren, die in der evidenzbasierten Praxis den Entscheidungsfindungsprozess unterstützen. Neben Verfahren, die rein die Struktur und Funktion messen sollen, werden zudem Assessments angewendet, die auf der Aktivität- und Partizipationsebene angesetzt sind. Sie hinterfragen, wie sehr eine Dysfunktion einen Patienten in seinem alltäglichen Leben behindert oder die Einbindung in das übliche soziale Gefüge erschwert und damit die Lebensqualität sinken lässt. Am oben genannten Beispiel konnte also gemessen werden, dass der Fußballer mit Bandscheibenvorfall zu Beginn einen Wert von 7/10 auf der Visual Analogue Scale (VAS) angab. Im Roland-Morris Disability Questionnaire gab er an, dass er den größten Teil des Tages zuhause verbringt und nicht in der Lage ist längere Strecken zu gehen. Übertragen auf dessen Partizipation bedeutet sein Rückenleiden momentan, dass er nicht zu den Trainingseinheiten oder den Fußballspielen gehen kann und daher auch weniger Kontakt zu seinen Mitspielern hat als üblich. Nicht nur die reinen Rückenschmerzen sind eine Belastung, sondern auch der fehlende Sozialkontakt. Gemessen an den beiden Assessments kommt es im Behandlungsverlauf zur Besserung. Die Schmerzen liegen nach sechs Wochen bei 2/10 VAS und können durch neu erlernte Copingstrategien besser kontrolliert werden. Der Patient kann zwar noch nicht an den Spielen teilnehmen, doch er freut sich, dass er seine Teamkollegen zweimal pro Woche im Training trifft. Der in der Therapie verfolgte biopsychosoziale Ansatz kann also in Kombination mit einem ständigen Reflektieren und der Anwendung von Messinstrumenten soweit optimiert werden, dass ein nahezu optimaler Behandlungsverlauf resultiert. Bestimmt wird dieser Prozess zudem von der Flexibilität und der Erfahrung des Therapeuten, aber auch von den persönlichen Charaktereigenschaften des Patienten, dessen Antrieb und den selbst gesteckten Zielen und Erwartungen an die Behandlung (vgl. ebd., 10).

In der folgenden Arbeit wird ein Patientenbeispiel aus der Manuellen Therapie im Sinne des Clinical Reasoning Prozesses näher beleuchtet. Zu Beginn findet sich die Hypothesenbildung anhand von Schlüsselwörtern aus der Anamnese, die dann im Untersuchungsverlauf entweder bestätigt oder widerlegt wird. Es folgt ein Beispiel des Bahandlungsaufbaus, der mittels validierter Assessmentverfahren stetig reflektiert und optimiert werden kann. Abschließend werden zwei Evidenzen vorgestellt, die den aktuellen Stand der Manuellen Therapie beleuchten.

---

[1] Aus Gründen der flüssigeren Lesbarkeit wird auf eine geschlechtsspezifische Differenzierung, wie z.B. Therapeut/In, Patient/In verzichtet. Genannte Begriffe gelten jedoch im Sinne der Gleichberechtigung für beide Geschlechter. Im Patientenbeispiel wird allerding speziell Bezug auf die Patientin hergestellt.

1. Patientenbeispiel

1.1 Diagnostische Schlüsselwörter

Schlagwort	Hypothese
• Clara, 45 Jahre, weiblich	• Bandscheibe in der Regel noch ausreichend hydriert für NPP • möglicherweise Menopause
• drei Kinder	• drei Para → Bandlaxizitäten • häufiges Heben der Kinder • einseitiges Tragen • Beckenbodenschwäche
• seit drei Jahren wiederkehrende, lumbosakrale, zentrale, rechtsbetonte Schmerzen	• Chronifizierung • Copingstrategien
• Langes stehen, sitzen / „dumme Bewegungen" -> Ausstrahlen bis Mitte rechter Oberschenkel dorsal	• Radikuläre Beteiligung im Segment L5/S1 • haltungsbedingte Instabilität • Problematik des SIG
• einmal pro Monat Kopfschmerzen	• aufsteigende Gliederkettenreaktion • hormonelle Beteiligung (Menses) • Überreaktion Sympathikus • Hypertonus Fascia thoracolumbalis • Stress durch Rückenproblematik/ Alltag • Dysfunktion Kiefer durch SIG
• Tiefer, schlecht lokalisierbarer, bohrender Grundschmerz/ blitzartig stechend	• Radikuläre Beteiligung bei Bandscheibenproblematik/ L5-Syndrom • Problematik der Facettengelenke • Schmerzintensität, Schmerzqualität
• Vorgebeugte Haltung, arbeiten über Kopf verstärkt Symptome	• Segmentale Instabilität, lange Divergenz und darauf folgende Konvergenz verstärkt Schmerzen • Konvergenzstörung • Bandscheibenproblematik • L5-Syndrom • Haltungsabhängigkeit
• Muss Gewichte nah am Körper tragen	• Instabilität • Copingstrategie
• Niesen, Husten verursacht keine Sympto-	• eventuell kein NPP, da dies oft weitere

me	Schmerzen auslösen würde • Intraabdomineller Druck kann ausgeglichen werden • Ausreichende Aktivität des Beckenbodens
• Vor drei Jahren Sturz vom Pferd, drei Wochen lang zentrale Rückenschmerzen	• Trauma, versteckte Fraktur • Blockaden • SIG-Dysfunktion • Bone Bruise • Verletzung radikulärer Strukturen
• Arzt, Röntgen	• Handlungsbedarf aufgrund erhöhter Schmerzen
• fünf Tage nicht-steroidale Entzündungshemmer, nach drei Wochen keine Schmerzen mehr	• Erst nach drei Wochen steigendes Aktivitätslevel • Einstellung einer Instabilität • gestörte Koordination der segmental stabilisierenden Muskulatur
• Nach drei Monaten wiederkehrend Schmerzen	• Chronifizierung • Blockaden • erneute Entzündung
• Starke Müdigkeit, Schmerzen unterer Rücken	• Erschöpfung • vegetative Beteiligung durch Lokalisation im lumbalen Bereich
• Gelegenheit zum Sitzen suchen	• Becken in dorsale Kippung mobilisieren • Instabilität
• sitzen führt zu Besserung, aber nach 10 Minuten Schmerz zurück	• haltungsabhängige Schmerzen • lange gehaltene Positionen mit Positionswechsel führen zu Besserung der Schmerzen → ligamentäre Beteiligung SIG
• Zu Fuß zum Auto bezweckt Linderung	• Dynamik besser als Statik
• Aufsuchen eines Orthopäden	• Hohe Schmerzintensität, daher erhoffen einer Besserung
• Bewegungseinschränkung lumbosakraler Übergang	• Segment L5/S1 • Hypomobilität
• Manipulation, Injektion	• Hypomobilität lumbaler Bereich und SIG • Einmalige Behandlung • keine Eigenaktivität/Übungen • Entzündung

• Mehrere Schmerzepisoden	• Chronifizierung
	• Schmerzadaptation
• Mehrere Aerobic-Kurse	• Überlastung, erneute Exazerbation
• Rücken nicht mehr wie gewohnt strecken	• Konvergenzblockierung
• Gehen nur noch humpelnd, Schmerzen bei Schritt des linken Beines	• Kraftdefizit, Standphase des rechten Beines führt zu Schmerzen im unteren Rücken/SIG
• Bewegungen zur rechten Seite besonders unangenehm	• Konvergenzstörung
• Aufsuchen des Hausarztes	• Verschlechterung der Symptomatik
• Injektion	• Zustimmung aufgrund Schmerzverbesserung bei letzter Behandlung
• Besuch beim Physiotherapeuten	• Förderung der eigenen Aktivität
	• Stabilisation
	• Copingstrategien
	• Schmerzlinderung

1.2 Konditionelle Schlüsselwörter

Schlagwort	Hypothese
• Hausfrau	• Organisation der Familie
	• Ausgelastet? Unausgelastet?
	• Stress durch Haushalt und Kinder
• 3 Kinder	• Verschiedenen Interessen gerecht werden, Organisation der verschiedenen Hobbies
• Ehemann	• Unterstützend?
• Wohnt in der Nähe einer großen Stadt	• Breite Auswahl an Ärzten, KH in der Nähe
• Eigenes Pferd/täglich	• täglicher Zeitaufwand möglich
	• Haltung beim Reiten kann sich stauchend, aber auch mobilisierend auf die Wirbelsäule auswirken
• einmal pro Woche Step-Aerobic	• Zeit für sich, körperliche Aktivität
	• einseitiges Bewegungsverhalten
• Wanderung mit der Familie	• Gemeinsames Hobby
	• körperliche Aktivität
	• in der Summe viel Bewegung in der Woche

• Seit drei Jahren wiederkehrende Rückenschmerzen	• Adaptation • Chronifizierung • Copingstrategien
• Gewichte nah am Körper tragen	• Copingstrategie
• Nach zwei bis drei Wochen wieder angefangen zu reiten	• Traut sich in gewohnte Aktivitäten zurück • Pflichtgefühl gegenüber dem Pferd
• 2-Stunden Museumsbesuch	• Aktivitäten mit der Familie
• Gelegenheit zum Sitzen suchen	• Copingstrategie
• Besuch beim Physiotherapeuten	• Verbesserung des Copings • zielgerichtete Aktivität • warum Besuch erst nach drei Jahren der Schmerzen?

1.3 Ergänzende Anamnese

<u>Allgemeines Screening:</u>

- Leiden Sie unter einer ungewollten schweren Gewichtsabnahme in den letzten Wochen?

- Leiden Sie nachts vermehrt unter den Schmerzen und einer Hyperhidrose?

- Bestand in der Vergangenheit ein Verdacht auf etwaige maligne Erkrankungen oder der Verdacht auf solche?

- Befinden Sie sich aufgrund viszeraler Erkrankung in ärztlicher Behandlung und wenn ja, um welche handelt es sich?

- Verhindern die von Ihnen angegebenen Kopfschmerzen und die Müdigkeit jegliche Aktivität oder beeinflussen Sie diese so stark, dass Sie nicht in der Lage sind, ihren normalen Tagesablauf zu verfolgen?

→ Allgemeines Screeningverfahren, um maligne Prozesse weitestgehend auszuschließen. Müdigkeit und Kopfschmerzen sollten patientenorientiert eingeordnet werden. In dem vorangehenden Fall deuten diese Befunde jedoch weniger auf einen pathologischen Prozess hin, der weiterer ärztlicher Abklärung bedarf.

<u>Spezielles Screening LWS:</u>

- Gab es noch weitere Traumen in der näheren oder weiteren Vergangenheit im Bereich der Wirbelsäule? → versteckte Frakturen, die radiologisch nicht abgeklärt wurden.

- Mussten Sie sich jemals über einen längeren Zeitraum einer Cortisontherapie unterziehen?

→ Abklärung von möglichen Bandlaxizitäten oder einer frühzeitigen Osteoporose.

- Bestand oder besteht eine Blasen- und Mastdarmschwäche? Haben Sie das subjektive Empfinden eines Kraftdefizits in den Beinen? Verspüren Sie ein Taubheitsgefühl an den Oberschenkelinnenseiten und im Intimbereich? → Screeningfragen, die zum Ausschluss einer Cauda equina-Symptomatik führen.

Momentane Schmerzsituation

- Ist der Schmerz eher hell und stechend oder dumpf? Wie stark sind die Schmerzen auf einer Skala von eins bis zehn? → Informationen über die Schmerzqualität- und intensität, sowie eventuelle radikuläre Beteiligung.

Bisheriger Behandlungsverlauf/ Historie:

- Was genau wurde bei der Injektion gespritzt? → Wurde ein Medikament verwendet, welches hauptsächlich analgetisch wirkt oder Cortison, das den Entzündungsprozess an der Nervenwurzel eindämmen soll?

- Was wurde durch den Orthopäden manipuliert? → SIG oder LWS?

- Genauer Sturzmechanismus vom Pferd? → Sind Sie flach auf dem Rücken gelandet, mit einem heftigen Stoß auf nur einem Bein oder sogar auf einen anderen Gegenstand gefallen? Weitere Hinweise auf eine SIG- oder LWS-Problematik.

- Haben Sie im Anschluss an die drei Schwangerschaften und Geburten an einem Rückbildungskurs teilgenommen? → Dysfunktionen des Beckenbodens bedingen eine Schwäche des segmental stabilisierenden Systems und können sich sowohl in SIG-Blockaden, als auch in Schmerzen im unteren Rücken wiederspiegeln.

1.4 Hypothesenbildung

Im Zuge der Hypothesenbildung wurden zwei markante übergeordnete Hypothesen ersichtlich. Zum einen lassen vor allem die ausstrahlenden Schmerzen auf die Dorsalseite des Beines, die Schmerzen bei langem Gehen und Sitzen und das humpelnde Gangbild der Patientin auf eine Problematik des Sacroiliacalgelenks schließen. Schmerzen können dabei durch eine Blockade, eine Beteiligung der ligamentären Strukturen und eine Hypomobilität in Kontranutation entstehen.

Dagegen stellt sich die Hypothese einer Konvergenzstörung im rechten Facettengelenk zwischen dem fünften Lendenwirbelkörper und dem Sacrum. Aus der Anamnese lassen sich mehrere Eckpfeiler ausmachen, die eher auf eine Störung der unteren Segmente der Lendenwirbelsäule hindeuten. Aus dem Bewegungsverhalten lassen sich Rückschlüsse ziehen, da Clara vor allem bei der endgradigen Aufrichtung der Wirbelsäule, bei der Seitneigung nach rechts und bei der Aufrichtung aus einer nach vorne gebeugten Position, beziehungsweise kopfüber, eine Schmerzverstärkung erfährt. Auch die schmerzhaften Ausstrahlungen passen zum Dermatom L5/S1.

In der folgenden Bearbeitung des Fallbeispiels lautet also die Hypothese und vorläufig angedachte Diagnose: Konvergenzstörung im Facettengelenk L5/S1 rechts.

2. Manualtherapeutische Untersuchung und Behandlung

Im Anschluss an die ausführliche Anamnese und das Screening der Patientin wird nun, exemplarisch am Fallbeispiel, die manualtherapeutische Untersuchung und Behandlung dargestellt, die sich zunächst auf die oben genannte Haupthypothese beschränkt, im Verlauf jedoch auch im Sinne des Clinical Reasoning Prozesses eine Störung des SIG in Betracht zieht.

2.1 Untersuchungsschritte und Begründung

Ohne weiteres Eingreifen des Therapeuten lassen sich schon während der Inspektion Rückschlüsse auf die mögliche Problematik ziehen. Die Haltung der Patientin wird im Stand inspiziert, wobei auffällt, dass sie die gesamte Aufrichtung der Wirbelsäule nicht erlangt sondern schwach nach ventral gebeugt steht. Auch eine Lateralflexion nach links wird ersichtlich, was bei den Schultern zu einer Elevation auf der rechten Seite führt und das rechte Taillendreieck im Gegensatz zu links vergrößert. Als Standbein wählt die Patientin das linke Bein, was zusätzlich zur Beckenelevation links führt und zudem das Taillendreieck links verkleinert. Die Lendenwirbelsäule zeigt eine geringe Lordose und ist im Gesamtbild eher steil eingestellt. Auch das Muskelrelief zeigt bei den beiden Musculi erector trunci eine Auffälligkeit, da der linke Muskel prominenter ins Auge sticht. Die Trophik des Bindegewebes wirkt im unteren LWS-Bereich eingezogen und verbacken, was im späteren Verlauf näher untersucht wird. Die Spinae iliaca anterior superior und posterior superior rechts liegen beide gering kaudal der linken, was mit der Beckenelevation links korreliert.

Auf die Inspektion im Stand folgt die aktive Bewegungsüberprüfung, bei der die Patientin dazu aufgefordert wird, den Oberkörper langsam nach vorne zu beugen. Nun bietet sich für den Therapeuten zusätzlich zur Befundung der LWS-Flexion die Möglichkeit, den Vorlauftest für das SIG durchzuführen, was eine Ausschlussdiagnostik anstrebt. Es folgt die Extension, Lateralflexion und Rotation der Wirbelsäule. Alle Bewegungen können selektiv oder kombiniert durchgeführt werden. Bei der Flexion gibt die Patientin auch nach längerer Dauer keinerlei Schmerzen an, aber es wird eine Hypomobilität in den unteren Segmenten der Lendenwirbelsäule ersichtlich und auch ein Abknicken im Bereich von L4. Die Aufrichtung aus der Flexion und die erweiterte Extension der Wirbelsäule fallen der Patientin schwer und führen zu den bisher bekannten Schmerzen im unteren Rücken und der Beinrückseite rechts. Auch die Lateralflexion nach rechts führt zu dieser Symptomatik. Die Rotation zu beiden Seiten ist ohne weiteren Befund. In einer Kombinationsbewegung aus Extension, Lateralflexion nach rechts und Rotation nach links lassen sich bei Clara starke, einschießende Schmerzen provozieren und sie kann diese Position nicht über einen längeren Zeitraum wahren.

Folgend werden die orientierenden Tests der Lendenwirbelsäule durchgeführt. Der Fersenfalltest ist unauffällig, was ein Hinweis darauf sein kann, dass weder Frakturen, noch ein Bandscheibenvorfall vorliegen, da diese sicherlich eine Schmerzprovokation hervorrufen würden. Im Einbeinstand wird ein schwacher Shift des Beckens zu jeweils beiden Seiten erkenntlich, was auf eine geringe Schwäche der Abduktoren hindeuten kann. Der Stand auf dem rechten Bein bietet von dem Kraftaufwand keinen Unterschied zu links, löst jedoch den bekannten Schmerz im unteren Rücken aus. Im Einbeinstand wird als zusätzliches Ausschlussverfahren der Hüftprovokationstest angewandt. Schmerzen in der Hüfte treten dabei bei der Patientin keine auf, nur wird der Schmerz im LWS-Bereich verstärkt, wenn das rechte Bein als Standbein dient und während des Tests in Innenrotation und Extension mobilisiert wird. Zudem wird der Hip-Drop-Test angewandt, wobei der Hip-Drop links eine geringere Lateralflexion der Wirbelsäule nach rechts mit einer Hypomobilität auf Höhe von L4/L5 aufweist. Die Hocke führt bei der Patientin zu keinerlei Schmerzen, aber auch hier wird eine Hypomobilität der unteren LWS ersichtlich, da diese in dem Bereich ein Plateau bildet.

Die Ausgangsposition wird anschließend zur Bauchlage gewechselt. Es beginnen die neurologischen Tests mit dem Prone Knee Bend, der jedoch ohne Befund ist. Des Weiteren lässt sich in Bauchlage auch der Achillessehnenreflex testen, der bei einer Störung in den genannten Segmenten auffällig sein kann. In Rückenlage folgen der Lasègue-Test und das Kernig Zeichen, die beide rechts positiv sind und damit die radikuläre Beteiligung bestätigen. Missempfindungen oder Sensibilitätsverluste in der unteren Extremität werden von der Patientin verneint.

Clara begibt sich erneut in Bauchlage, damit zunächst die reflektorisch algetischen Krankheitszeichen getestet werden können. Zu diesen können ein Temperaturunterschied der Haut, trophische Veränderungen der Haut, hypomobilies Bindegewebe und veränderte Tonuszustände der Muskulatur gehören. Bestätigt haben sich dabei ein Temperaturunterschied im Vergleich zur Brustwirbelsäule und die bindegewebigen Auffälligkeiten in Form von Einziehungen im LWS- und Sacrumbereich. Die Kibler-Hautfalte lässt sich erst ab dem Brustwirbelbereich einfacher ziehen. Der Tonus des M. erector trunci links ist erhöht, sowie der Tonus des M. quadratus lumborum auf beiden Seiten, wobei der rechte eine höhere Druckdolenz zeigt. Auch das Ligamentum iliolumbale rechts, sowie die Ligg. interspinale sind hochreagibel im Drucktest. Beim Springing und Federtest wird eine Hypomobilität zwischen L5/S1 festgestellt, die sich fortlaufend auch auf L4/L5 ausweitet. Zudem ist die Kontranutation des Sacrums eingeschränkt.

In Seitlage rechts folgt daraufhin die segmentale Untersuchung, bei der zwischen L4 bis S1 ebenfalls eine geringere Mobilität ersichtlich wird und die untere LWS im Block flektiert. Die Lateralflexion, welche über das Becken oder den Hebel der Beine getestet wird, ist nach rechts hypomobil. Die Rotation nach links ist ebenfalls hypomobil und schmerzhaft und kann mit einer Lateralflexion über das Becken nur sehr gering erweitert werden. Diese Kombinationsbewegung führte schon im Stand zu starken Schmerzen bei der Patientin.

Aus den vorangegangenen Befundpunkten aus Inspektion, Palpation, dem gesamten Bewegungsverhalten und der manuellen Untersuchung in Bauch- und Seitlage hat sich die Hypothese einer Konvergenzstörung im rechten Facettengelenk zwischen L5/S1 bestätigt. Zudem lässt sich durch die vorherige Anamnese davon sprechen, dass es sich um eine Chronifizierung der tiefen Rückenschmerzen mit radikulärer Beteiligung handelt, die zu diesem Zeitpunkt durch einen Entzündungsprozess zu einer erneuten exazerbierten Episode der Rückenschmerzen führen. Es ist möglich, dass diese Entzündung durch eine Überlastung kommt, da Clara vor einer Woche an ungewöhnlich vielen Aerobic-Kursen nacheinander teilgenommen hat. Durch den insgesamt langen Krankheitszeitraum haben sich die Dysfunktionen auch auf den vierten Lendenwirbel und die Mobilität des Sacrums mit den umliegenden bindegewebigen Strukturen ausgeweitet.

2.2 Anwendung standardisierter Assessments

Um in einer Therapie deren Wirksamkeit und Nachhaltigkeit zu beweisen und zu dokumentieren, werden vor allem im Clinical Reasoning Prozess standardisierte Assessmentverfahren zu Rate gezogen. Entschieden wurde sich bei diesem Fallbeispiel für zwei Assessments. Zum einen dient die Numeric Pain Rating Scale (NRS), oder vorzugsweise auch die Visual analogue Scale (VAS) als sehr praktikables und schnelles Assessment zur Einschätzung der Schmerzsituation (vgl. Childs, Piva & Fritz, 2005). Der Patient nennt oder zeigt einen Bereich zwischen null und zehn, wobei zehn die stärkste Schmerzintensität hat. Beide Skalen können sehr anwenderfreundlich vor, während oder nach der Therapie zu beliebigen Zeitpunkten abgefragt werden und dienen der Veranschaulichung einer Verbesserung der Schmerzsituation und Erleichtern ebenfalls die Kommunikation zwischen Therapeut und Patient. Angaben wie „ein bisschen", „mittelmäßig" oder „kaum auszuhaltende" Schmerzen können somit standardisiert dokumentiert werden.

Auch die Anwendung des Roland-Morris Disability Questionnaire zeigt eine hohe interne und externe Validität (vgl. Roland & Fairbank, 2000). Es handelt sich um 24 Fragen, die der Patient nur markieren soll, wenn diese auf seinen Alltag zutreffen. Die Auswertung richtet sich nun nach der Schwere der Behinderung durch die Rückenschmerzen. Passend ist der Fragebogen deshalb, weil er sich nicht wie die NRS oder VAS rein an der Struktur und Funktion orientiert, sondern Gegebenheiten des Alltags und der Lebensqualität mit einbezieht (vgl. Roland Morris Disability Questionnaire). Die Durchführungszeit beträgt circa fünf Minuten, zu der eine Auswertungszeit von circa zwei Minuten hinzukommt. Es bietet sich im Praxisalltag daher eher an, die Patienten zu bitten, den Bogen zuhause auszufüllen und ihn dann in der folgenden Therapieeinheit mitzubringen.

2.3 Durchführung der Therapie

Zu Beginn der Behandlung, ist es das Ziel, die Schmerzen etwas zu dämpfen. Falls Clara in der Bauchlage Schmerzen hat, kann der Bauch, beziehungsweise LWS-Bereich mit einem Kissen unterlagert werden. Angesetzt wird nun zunächst an den bindegewebigen Strukturen, um diese zu lösen, bevor das Bewegungsausmaß der unteren Lendenwirbelsegmente erweitert wird. Dazu wird zunächst das eingezogene und verbackene Bindegewebe mittels Griffen aus der Bindegewebsmassage und der Kibler-Hautfalte gelöst, was die Trophik verbessert und die Stoffwechselprozesse und die Durchblutung anregt. Folgend werden mit Griffen aus der klassischen Massagetechnik die oben genannten Muskeln detonisiert, wobei beim M. quadratus lumborum beidseits die funktionelle Massage gewählt wird. Folgend wird der Tonus der Ligg. Interspinale und des Lig. Iliolumbale rechts durch Druck reguliert. Zwischendurch kann zusätzlich noch durch einen Kreuzgriff Traktion auf die LWS ausgeübt werden. Anschließend kommt es in Seitlage links zur Erweiterung des Bewegungsausmaßes in die Lateralflexion rechts. Knie- und Hüftgelenk sind um 90 Grad flektiert und der Therapeut stellt die Lateralflexion rechts bis zum erträglichen Ausmaß ein. Die Unterschenkel der Patientin werden nun als Hebel für die postisometrische Relaxation verwendet, wobei Clara die Beine gegen den Wiederstand des Therapeuten bodenwärts drücken soll. Nach kurzem Halten wird die Spannung gelöst und der Therapeut bewegt die LWS passiv über die Beine oder das Becken weiter in die rechte Lateralflexion. Wenn diese Technik einen Erfolg erbracht hat, kann nun in Seitlage rechts das Klaffen angewendet werden, denn hier kommt es zu einer Kombinationsbewegung aus Lateralflexion rechts und Rotation nach links, was die Konvergenz der Facettengelenke L5/S1 verstärkt. Die Patientin soll, nach optimaler Einstellung der LWS durch den Therapeuten, den Kopf deckenwärts rotieren und diese Rotation aktiv über die gesamte Wirbelsäule bis zu den betroffenen Segmenten weiterlaufen lassen. Die Taille kann dabei schon durch ein Kissen unterlagert sein, um die Lateralflexion zu unterstützen. Nach dem Lösen der Spannung kann der Therapeut nun mit den Händen segmental stabilisieren und mobilisieren, wobei sich die Rotation mit zusätzlich erweiterter Lateralflexion ebenfalls erweitern lässt. Die postisometrische Relaxation ist hierbei ebenfalls ein gängiges Werkzeug.

Am Ende der ersten Behandlungseinheit kommt es zur Rebefundung, wobei sich jetzt bereits eine Verbesserung der Schmerzsituation eingestellt hat. Die Patientin gibt nun einen Schmerz von 4/10 an zu den vorherigen 6/10 VAS. Den Roland-Morris Disability Questionnaire wird sie in den Tagen nach der ersten Behandlung ausfüllen und in der nächsten Therapieeinheit angeben.

Zudem bekommt sie noch zwei Eigenübungen. Zum einen soll Clara den Oberkörper auf eine Tischplatte legen und die Füße locker und ohne Druck auf dem Boden abstellen. Die Tischkante bietet den Drehpunkt für die Automobilisation. Die Patientin hebt nun das Becken und die konzentrische Anspannung der Rückenmuskulatur bringt die Wirbelsäule in Extension. Die darauf folgende Exzentrik mobilisieren die LWS zurück in die Flexion. Zudem soll Clara in Seitlage rechts und flektierter Hüfte und Knie die Beine in Überhang bringen. Dabei soll der Druck der Beine bodenwärts eine Erweiterung der Lateralflexion rechts hervorrufen.

3. Studienlage zu manualtherapeutischen Behandlungsstrategien

3.1 „Orthopaedic manual therapy, McKenzie method or advice only for low back pain in working adults: a randomized controlled trial with one year follow-up." (Paatelma, Kilpikoski, Simonen, Heinonen, Alen & Videman, 2008).

Verglichen wurden in dieser Studie die Manuelle Therapie, die McKenzie-Methode und die einmalige Aufklärung zu Eigenaktivität trotz Rückenschmerzen bei Menschen im Alter von 18 bis 65 Jahren (vgl. ebd., 858). 134 Probanden beteiligten sich an dieser Studie und wurden unter randomisierten Bedingungen einer Gruppe zugeordnet, welche in einem Follow-up nach drei, sechs und zwölf Monaten erneut getestet wurden. Einschlusskriterien waren chronische oder akute Rückenschmerzen mit und ohne strahlende Schmerzen in die Beine. Ausschlusskriterien waren ernstzunehmende pathologische Veränderungen und Red Flags der Wirbelsäule, Schwangerschaft, der Zustand nach Operationen am unteren Rücken innerhalb der letzten zwei Wochen. Die Studie wurde ausgewählt, weil zwei manualtherapeutische Herangehensweisen miteinander aber auch mit einer Gruppe, die an einem reinen Aufklärungsgespräch teilgenommen hat, verglichen werden. Die McKenzie-Methode hat dabei ihren Schwerpunkt auf einem straffen Eigenübungsprogramm und die orthopädische Manualtherapie eher auf der Anwendung von Traktion und Mobilisation der unteren Wirbelsäulensegmente (vgl. ebd., 859). Zudem werden in dieser Studie dieselben Assessmentverfahren angewandt, die im bisherigen Verlauf der Arbeit vorgestellt wurden. Angelehnt an die VAS und den Roland-Morris Disability Questionnaire konnten vor allem nach drei Monaten in beiden manualtherapeutischen Gruppen Behandlungserfolge verzeichnet werden. Statistisch wurden dabei zwischen der McKenzie-Methode und der orthopädischen manuellen Therapie keine signifikanten Unterschiede erkannt (vgl. ebd., 860). In der Beratungsgruppe hingegen gab es bei keinem Follow-up statistisch signifikante Verbesserungen. Positiv bleiben bei dieser Studie die hohe interne Validität und die genaue Beschreibung des Randomisierungsprozesses zu nennen. Allerdings muss angemerkt werden, dass die Kohorte in Bezug auf die hohe Inzidenz bei der Bevölkerung relativ gering ausgefallen ist und keine Unterteilung in Alter, Schweregrad oder Chronifizierung möglich war.

3.2 „Manual therapy with steroid injections in low-back pain. Improvement of quality of life in a controlled trial with four months' follow-up." (Blomberg, Svärdsudd, Tibblin & Scand, 1993).

Die zweite Studie befasst sich ebenfalls mit der Auswirkung von unteren Rückenschmerzen auf die Lebensqualität bei Menschen im Alter von 20 bis 60 Jahren. Es wird bei einer Liste von 27 Items jedoch auch nach Punkten wie Müdigkeit, Appetit, Gedächtnis, Sexualleben, Arbeitssituation und Angst gefragt (vgl. ebd., 85), die im Roland-Morris Disability Questionnaire nicht eingebunden werden. Eine Kohorte von 101 Patienten aus Rehabilitationszentren wurde in eine konventionelle und eine experimentelle Gruppe unterteilt. Alle Patienten hatten seit mindestens drei Monaten Beschwerden und wurden seither konservativ behandelt. Die eine Gruppe blieb dabei bei der bisherigen konventionellen Therapie, die aus Rückentraining, Taping, Wärme- oder Kältebehandlungen und Elektrotherapie bestand. Die experimentelle Gruppe unterzog sich einer manualtherapeutischen Behandlung mit Eigenübungsprogramm. Beide Gruppen erhielten je nach Schweregrad der Behinderung Cortisoninjektionen im unteren Rücken, Trochanter- oder Piriformisbereich. Zu Beginn der Studie und bei einem Follow-up nach vier Monaten wurden die 27 Fragen zur Lebensqualität gestellt. Acht Items wurden dabei mithilfe einer Visual Analogue Scale von 0 bis 100mm beantwortet und die restlichen Fragen mit „ja" oder „nein" (vgl. ebd., 87). In der Auswertung nach vier Monaten konnte eine statistisch stark signifikante Besserung der Lebensqualität in der Gruppe für Manualtherapie festgestellt werden. Die Kontrollgruppe gab dabei teilweise doppelt so viele Symptome bei den „Ja/Nein"-Fragen an, als die manualtherapeutische Behandlungsgruppe. Außerdem wurde nach acht Monaten festgestellt, dass 19 % der konventionellen Gruppe nach wie vor im Krankenstand waren, aber nur 8 % der experimentellen Gruppe (vgl. ebd.,88). Auch bei dieser Studie bleibt die hohe interne Validität zu loben, sowie die weitreichende tabellarische und graphische Darstellung der Untersuchungsergebnisse und die damit aufgezeigte Verbesserung der Lebensqualität. Allerding ist auch bei dieser Studie die Kohorte eher gering für eine solch weit verbreitete Volkskrankheit wie Rückenschmerzen und auch der Fragenkatalog wurde vorherig keinem Validierungsprozess unterzogen.

Auch das Alter beider Studien, also zehn und fünfundzwanzig Jahre, lassen auf eine Überarbeitung der Fragestellungen und eine erneute und verbesserte Durchführung der Studieninhalte hoffen.

Literaturverzeichnis

Blomberg, S., Svärdsudd, K., Tibblin, G. & Scand, J. (1993). Manual therapy with steroid injections in low-back pain. Improvement of quality of life in a controlled trial with four months' follow-up. *Scandinavian Journal of Primary Health Care, 11*(2):83-90.

Childs, J.D., Piva, S.R. & Fritz, J.M. (2005). Responsiveness of the numeric pain rating scale in patients with low back pain. *Spine 30*:1331-4.

Funke, F. (2010). *Internet-based measurement with visual analogue scales: An experimental investigation (Internetbasierte Messungen mit visuellen Analogskalen: Eine experimentelle Untersuchung.).*

Hüter-Becker, A. & Dölken, M. (2005). *Behandeln in der Physiotherapie.* Stuttgart: Georg Thieme Verlag.

Lüdtke, K. (2006). Physiotherapeuten als Erstkontakt in Deutschland?! *physioscience 2*(4): 133-134.

Paatelma, M., Kilpikoski, S., Simonen, R., Heinonen, A., Alen, M. & Videman, T. (2008). Orthopaedic manual therapy, McKenzie method or advice only for low back pain in working adults: a randomized controlled trial with one year follow-up. *Journal of Rehabilitation Medicine, 40*(10):858-63.

Roland Morris Disability Questionnaire. *Translations and Downloads.* Retrieved from http://www.rmdq.org/Download.htm am 23.03.2018.

Roland, M. & Fairbank J. (2000). The Roland-Morris Disability Questionnaire and the Oswestry Disability Questionnaire. *Spine 25(24)*:3115-24.

BEI GRIN MACHT SICH IHR WISSEN BEZAHLT

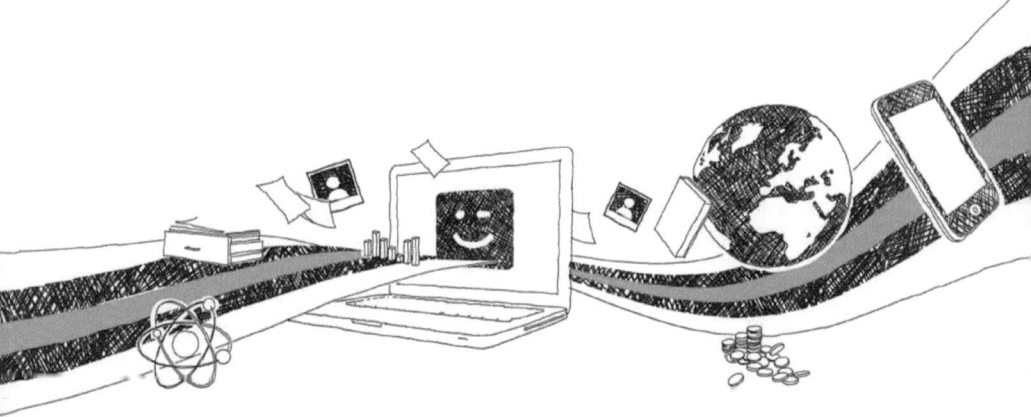

- Wir veröffentlichen Ihre Hausarbeit, Bachelor- und Masterarbeit

- Ihr eigenes eBook und Buch - weltweit in allen wichtigen Shops

- Verdienen Sie an jedem Verkauf

Jetzt bei www.GRIN.com hochladen und kostenlos publizieren

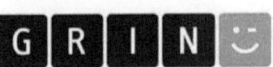